SITZUNGSBERICHTE DER SÄCHSISCHEN AKADEMIE
DER WISSENSCHAFTEN ZU LEIPZIG

Mathematisch-naturwissenschaftliche Klasse
Band 106 • Heft 4

ALBRECHT PEIPER

KINDERNÖTE IN ALTEN ZEITEN

AKADEMIE-VERLAG • BERLIN
1964

BERICHTE ÜBER DIE VERHANDLUNGEN DER SÄCHSISCHEN AKADEMIE DER WISSENSCHAFTEN ZU LEIPZIG

(ab Band 107: SITZUNGSBERICHTE DER SÄCHSISCHEN AKADEMIE DER WISSENSCHAFTEN ZU LEIPZIG)

MATHEMATISCH-NATURWISSENSCHAFTLICHE KLASSE

Band 97

Heft 1 Prof. Dr. ERICH STRACK, Beobachtungen über den endogenen Anteil des Kot-Stickstoffs
24 Seiten – 8° – 1949 – DM 2,50 *(vergriffen)*

Heft 2 Prof. Dr. ERNST HÖLDER, Über die Variationsprinzipe der Mechanik der Kontinua
13 Seiten – 8° – 1950 – DM 2,75 *(vergriffen)*

Heft 3 Dr. H. GERSTNER / Dr. H. BAARK / Dr. H. GRAUL, Der Wechselstromwiderstand der Froschhaut
25 Seiten – 8° – 1950 – DM 2,75 *(vergriffen)*

Heft 4 Prof. Dr. HERBERT BECKERT, Existenz- und Eindeutigkeitsbeweise für das Differenzenverfahren zur Lösung des Anfangswertproblems, des gemischten Anfangs-Randwert- und des charakteristischen Problems einer hyperbolischen Differentialgleichung zweiter Ordnung mit zwei unabhängigen Variablen 42 Seiten – 8° – 1950 – DM 9,–

Heft 5 Prof. Dr. HERBERT BECKERT, Über quasilineare hyperbolische Systeme partieller Differentialgleichungen erster Ordnung mit zwei unabhängigen Variablen. Das Anfangswertproblem, die gemischte Anfangs-Randwertaufgabe, das charakteristische Problem
68 Seiten – 8° – 1950 – DM 14,50 *(vergriffen)*

Heft 6 Prof. Dr.-Ing. ENNO HEIDEBROEK, Das Verhalten von zähen Flüssigkeiten, insbesondere Schmierflüssigkeiten, in engen Spalten
Nachdruck – 40 Seiten – 24 Abbildungen – 8° – 1952 – DM 5,80 *(vergriffen)*

Heft 7 Prof. Dr. HANS SCHUBERT, Über eine lineare Integrodifferentialgleichung mit Zusatzkern
52 Seiten – 8° – 1950 – DM 9,25 *(vergriffen)*

Heft 8 Dipl.-Phys. HERMAR KRUPP, Bestimmung der allgemeinen Lösung der Schrödinger-Gleichung für Coulomb-Potential 28 Seiten – 8° – 1950 – DM 5,50 *(vergriffen)*

Band 98

Heft 1 Prof. Dr. WALTER SCHNEE, Über magische Quadrate und lineare Gitterpunktprobleme
48 Seiten – 8° – 1951 – DM 4,65 *(vergriffen)*

Heft 2 Prof. Dr.-Ing. ENNO HEIDEBROEK, Über die Beziehungen zwischen Schmierung und Verschleiß bei geschmierter Gleitreibung Nachdr. – 36 Seiten – 5 Abbildungen – 8° – 1954 – DM 2,75

Heft 3 Prof Dr.-Ing. e. h. KARL KEGEL, Der Salzstock Mirowo bei Provadia in Bulgarien
26 Seiten – 9 Abbildungen – 8° – 1951 – DM 3,– *(vergriffen)*

Heft 4 Prof. Dr. HERBERT BECKERT / Prof. Dr. HANS SALIÉ, Bemerkungen über die Verbiegung hyperbolisch gekrümmter Flächenstücke / Über Abels Verallgemeinerung der binomischen Formel 22 Seiten – 2 Abbildungen – 8° – 1951 – DM 2,25 *(vergriffen)*

Heft 5 Prof. Dr. ERICH STRACK, Die Dauerinfusion als Verfahren zur Erforschung des Kohlenhydratstoffwechsels des Tierkörpers 20 Seiten – 8° – 1952 – DM 2,– *(vergriffen)*

Band 99

Heft 1 Prof. Dr. HEINRICH BRANDT, Über das quadratische Reziprozitätsgesetz
18 Seiten – 8° – 1951 – DM 1,90 *(vergriffen)*

Heft 2 Prof. Dr. GEORG SPACKELER, Der Gebirgsdruck und seine Beherrschung durch den Bergmann
36 Seiten – 12 Abbildungen – 8° – 1951 – DM 1,65 *(vergriffen)*

Heft 3 Prof. Dr. ERNST DIEPSCHLAG, Die Anwendbarkeit der Regelungstechnik in der Hüttenindustrie
38 Seiten – 12 Abbildungen – 8° – 1952 – DM 3,90

Heft 4 Prof. Dr. ALBERT FROMME, Die Bedeutung der Entwicklungsgeschichte, besonders des Mesenchyms für die Klinik 24 Seiten – 8° – 1952 – DM 1,75 *(vergriffen)*

Heft 5 Dr. ROBERT BÖKER, Die Entstehung der Sternsphäre Arats
68 Seiten – 4 Abbildungen – 2 Falttafeln – 3 Tabellen – 8° – 1952 – DM 5,60

Band 100

Heft 1 Prof. Dr. HEINRICH BRANDT, Über Stammfaktoren bei ternären quadratischen Formen
24 Seiten – 8° – 1952 – DM 2,25

Heft 2 Dr. PAUL GÜNTHER, Zur Gültigkeit des Huygens'schen Prinzips bei partiellen Differentialgleichungen vom normalen hyperbolischen Typus 43 Seiten – 8° – 1952 – DM 5,–

Heft 3 Dr. ALFRED MÜLLER, Die Schaubarkeit in der Axonometrie
22 Seiten – 3 Falttafeln – 8° – 1952 – DM 3,–

SITZUNGSBERICHTE DER SÄCHSISCHEN AKADEMIE DER WISSENSCHAFTEN ZU LEIPZIG

Mathematisch-naturwissenschaftliche Klasse
Band 106 • Heft 4

ALBRECHT PEIPER

KINDERNÖTE IN ALTEN ZEITEN

Mit 4 Abbildungen

AKADEMIE-VERLAG • BERLIN
1964

Vorgetragen in der Sitzung vom 20. Januar 1964
Manuskript eingeliefert am 30. Januar 1964
Druckfertig erklärt am 18. Juli 1964

Erschienen im Akademie-Verlag GmbH, Berlin W 8, Leipziger Straße 3–4

Lizenznummer: 202 · 100/585/64
Gesamtherstellung: IV/2/14 VEB Werkdruck Gräfenhainichen 2272
Bestellnummer: 2027/106/4 · ES 5 D 3 · Preis: DM 2,40

Ein Kinderarzt, der die „gute alte Zeit" betrachtet, findet viel Schlechtes.

Sterblichkeit

Kurve 1 vergleicht miteinander die Absterbeordnung von 1000 Lebendgeborenen bis zum 20. Lebenjahr in Schweden von 1751–55 und von 1951–55: 200 Jahre zuvor lebten mit einem Jahr nur noch 800, mit 15 Jahren nur noch

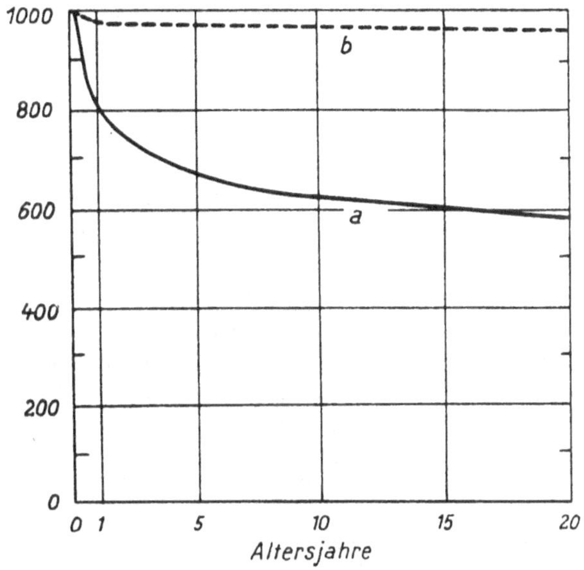

Abb. 1. Absterbeordnung von 1000 Lebendgeborenen bis zum 20. Lebensjahr in Schweden. a: 1751–55; b: 1951–55.
Mittlere Lebenserwartung: a) 36,8 Jahre; b) 71,96 Jahre
a) Berechnet nach G. SUNDBÄRG, Bevölkerungsstatistik Schwedens. Stockholm 1907; b) Berechnet nach Demographic Yearbook 1957.

600 Kinder, während sich in der neuen Zeit die Zahl der Überlebenden nur wenig verringert hat (Abb. 1).

Kurve 2 zeigt die Säuglingssterblichkeit in Schweden von 1750–1960. Sie senkt sich bald nach dem Anfang des 19. Jahrhunderts (Abb. 2), etwas später beginnt auch die Säuglingssterblichkeit in Leipzig zu sinken (Abb. 3).

In Deutschland starb während des 19. Jahrhunderts durchschnittlich jeder 5. Lebendgeborene im ersten Lebensjahr, in der Deutschen Demokratischen Republik jetzt etwa jeder 30. Lebendgeborene.

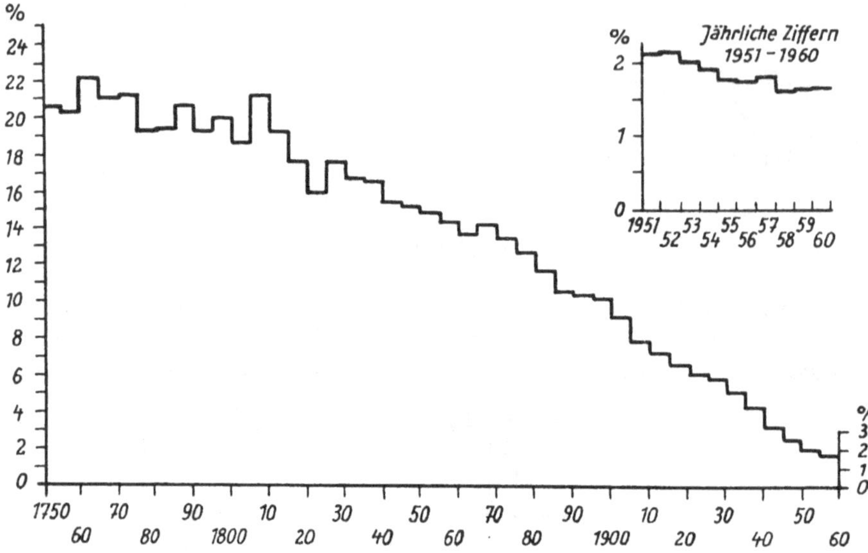

Abb. 2. Säuglingssterblichkeit in Schweden 1750—1960, ab 1950 jährliche Ziffern. Nach G. SUNDBÄRG s. Abb. 1, S. 362; FR. PRINZING, Handbuch der Medizinischen Statistik. 2. Aufl. Jena 1931, 2, 375; Demographic Yearbook 1948, 406; 1958, 243, 244.

Die mittlere Lebensdauer betrug in Paris im Jahre 1746: 23 Jahre und 6 Monate (DEPARCIEUX). Im Deutschen Reich schwankte sie in dem Jahrzehnt 1870–80 um 37 Jahre und betrug in der Deutschen Demokratischen Republik 1955–58: 68,4 Jahre. An dieser Verlängerung des Lebens ist der Rückgang der Säuglingssterblichkeit wesentlich mitbeteiligt.

Die Säuglingssterblichkeit bildet einen empfindlichen Maßstab für den Gesundheitszustand eines jeden Volkes, denn die Säuglinge werden von ungünstigen Lebensbedingungen stets am schwersten betroffen. Wollen wir wissen, warum früher so viel mehr Kinder gestorben sind, so müssen wir die allgemeinen Lebensbedingungen vergangener Zeit mit denen von heute vergleichen. Es kann hier nicht meine Aufgabe sein, die politischen, rechtlichen und wirtschaftlichen Unterschiede, so wichtig sie sind, zu besprechen. Ich muß mich vielmehr auf die gesundheitlichen Unterschiede beschränken, und auch hier kann ich nur einige wichtige herausgreifen.

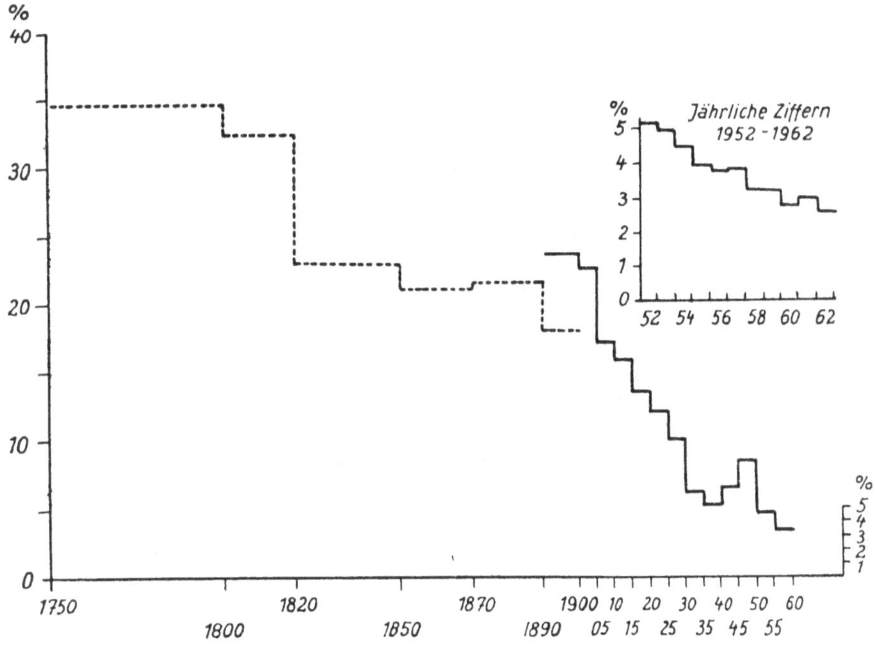

Abb. 3. Säuglingssterblichkeit in Leipzig 1751—1959 (. . . . in Alt-Leipzig bis 1900, —— in Gesamt-Leipzig nach Eingemeindungen von 1890 ab). Nach FR. PRINZING s. Abb. 2, 2, 377; Statistisches Jahrbuch Leipzig 8, 18 (1929—37); Statistische Mon.Berichte der Stadt Leipzig Dez. 1959, II. Teil S. 12.

Kinder und Ärzte

Früher haben die Ärzte nicht gerne Kinder behandelt. Da heißt es z. B. in einer ärztlichen Zeitschrift von 1762: „Wenn jemals die Weiber ein Recht haben zu praktizieren, so ist es bei kleinen Kindern . . . Da sie ihr Elend nicht beschreiben können, sind sie auf dem Schauplatz der Ärzte die Pantomimen, die man nicht immer deutlich versteht. Die Weiber, die sich mit der Pflege der Kinder abgeben, verstehen die Zeichen ihrer Empfindungen gemeiniglich besser und erraten geschwinder als der Arzt, was sie beschwere . . . Bei den Kindern kann ein gelehrter Arzt selten mehr Ehre einlegen als ein Weib, das aus dem Herkommen und aus der Erfahrung weiß, was den Kindern gegeben zu werden pflegt".

HECKER berichtet 1805: „Fast jede Stadt wird Beispiele aufstellen, wie leicht alte Weiber, Hebammen, Hirten, Scharfrichter, Apotheker und andre zur Ausübung der ärztlichen Kunst nicht befugte Personen sich das allgemeine Zutrauen erwerben, in Behandlung kranker Kinder vorzügliche Geschicklichkeit zu besitzen".

Hygienische Mißstände

Ansteckende Krankheiten werden Kindern noch gefährlicher als Erwachsenen. Die Grundlagen für ihre Bekämpfung liefert die Bakteriologie, die in den letzten Jahrzehnten des vergangenen Jahrhunderts aufblühte. Bis dahin konnte man gegen ansteckende Krankheiten nur wenig ausrichten.

Die Erreger der Cholera, des Typhus und der Ruhr werden von den Kranken, gelegentlich auch von Gesunden, mit Stuhl und Urin ausgeschieden. Sie verseuchen das Trinkwasser, wenn sich die Miststätte, wie früher üblich, neben dem Brunnen befindet. Läuse übertragen das Fleckfieber. Solange die Tuberkulose für erblich galt, war sie nicht zu bekämpfen. Aber ihre Erreger werden durch die Milch übertragen oder von Schwindsüchtigen ausgehustet und ausgespuckt und von Gesunden eingeatmet. Die Eitererreger verbreiten sich durch Berührung oder Gegenstände. Die Milch, deren Sauberkeit für den Säugling lebenswichtig ist, verdirbt so rasch, weil sie einen guten Nährboden für Bakterien bildet.

Die Seuchengefahr ist um so größer, je dichter die Menschen zusammenwohnen und je schmutziger sie leben. Abschluß vom Sonnenlicht macht die Kinder mit Sicherheit rachitisch und damit widerstandslos gegen Krankheiten.

Die hier folgenden Berichte über Mißstände alter Zeiten stammen alle von Augenzeugen.

J. P. FRANK, der Verfasser der Medizinischen Polizey, beschreibt 1783 die üblichen Aborte: „In sehr vielen Häusern fehlt es an Abtritten gänzlich, und man bedient sich gewisser Behältnisse für jede Familie, so lange es möglich ist, um sich der Beschwerlichkeiten einer öfteren Reinigung zu überheben. Der Sammelplatz aller Entleerungen ist entweder eine in den engen Hof eingeschlossene Miststätte oder gar wohl die Straße oder endlich ein naher Stadtgraben".

FR. TRENDELENBURG berichtet: 1852 erhielt Berlin eine Wasserleitung, „eine wenig wirksame Maßregel, da der Anschluß an die Leitung in das Belieben der Hausbesitzer gestellt war, und alle Abwässer nach wie vor in die Spree, die Panke und in den Landwehrkanal gingen. Auf den Höfen stand die Pumpe nicht weit von der Abtrittsgrube, auf den Straßen neben der Gosse, in die das Schmutzwasser aus Haus und Küche hineingeschüttet wurde. Von der Spree sagte man: Sie zieht in die Stadt wie ein Schwan und geht hinaus wie ein Schwein".

Über Breslau hören wir von einem Armenarzt 1853: „Die Wohnungen der arbeitenden Klasse sind meistens in den Höfen gelegen. Die geringe Menge frischer Luft, welche die benachbarten Häuser zulassen, wird durch die Ausdünstungen der Ställe und Abtritte vollends verunreinigt. Viele der Stuben gleichen Schweineställen mehr als menschlichen Wohnungen, alles ist so baufällig, daß bei jedem starken Tritte das ganze Gebäude zittert; die Stuben sind klein und niedrig, die Fenster und Öfen schlecht, an den Türen und Öfen läuft gewöhnlich das Wasser hinunter. Und solch ein Loch kostet 20, 24, ja 30 Taler Miete! Wegen der hohen Mietpreise sind die Leute genötigt, ihre Wohnungen mit Schlafgenossen zu teilen, wozu noch der Umstand kommt, daß die ärmere Bevölkerung den mühsam erworbenen Wärmestoff zusammenhalten muß, so daß in den rauhen Jahreszeiten an ein längeres Öffnen der Türen und Fenster nicht zu denken ist und man infolgedessen in diesen Wohnungen stets eine übelriechende, mit wäßrigen Ausdünstungen gefüllte Luft findet" (J. Scherr). Gleichfalls aus Breslau berichtet der Arzt Fr. Scholz 1855: „Manche Entbindung habe ich besorgt und wie oft habe ich da nicht in einer von Hausrat fast gänzlich entblößten Stube das arme Wesen, das Mutter werden wollte, auf einem feuchten Strohsack mit einer zerrissenen Pferdedecke bedeckt aufgefunden".

Frankfurt/Main galt als eine saubere, wohlhabende und günstig gelegene Stadt. Aber nach Varrentrapp (1868) fanden sich in vielen Straßen noch keine Kanäle, vielmehr liefen die Abwässer in den Rinnsteinen über die Straßen bis zu einem Kanal oder einer Senkgrube. Diese ganze Schmiere steht oder fließt langsam voran, bietet dem Auge ihren Schmutz, der Nase ihre Düfte. Die Kanäle waren schlecht gemauert und durchlässig. Als der beste von ihnen geöffnet wurde, war er an mehreren Stellen bis oben hin mit einer dicken, schwärzlichen, stinkenden Masse gefüllt. Am schlimmsten Kanal waren alljährlich Arbeiter wochenlang damit beschäftigt, den Unrat herauszuschaufeln und in offenen Wagen weiterzuschaffen. Aus den durchlässigen Kanälen sickerte der flüssige Inhalt in den Boden, verdarb die Brunnen und durchfeuchtete die Grundmauern der Gebäude.

Im Jahre 1767 heißt es in einer ärztlichen Zeitschrift: „Es gibt Kellerwohnungen, welche bei jedem Gewitterregen überschwemmt und wo der Fußboden und die Wände niemals trocken werden. Diese Wohnungen sind eng und niedrig, und wenn sie auch genug Raum hätten, so ziehen doch viele und so starke Familien hinein, die in einer kleinen und niedrigen Stube essen, arbeiten, schlafen und ausdünsten, daß einer, der solche Luft nicht gewohnt ist, ohnmächtig werden muß, wenn er in einen solchen faulen Gestank kömmt . . . Aus solchen unterirdischen Löchern kommen gemeiniglich die ansteckendsten Krankheiten hervor".

Brenner-Schaeffer (1862) schildert die Verhältnisse in der Oberpfalz auf dem Lande, „wo häufig der Mensch mit den Haustieren . . . in denselben Räumen wohnt, wo die Menschenwohnungen in einem wahren Mistmeer als kaum zu entdeckendes Eiland auftaucht".

Im Jahre 1849 drucken die Times in London einen Brief ab, dessen Richtigkeit sie ausdrücklich bestätigen: „Herr Redakteur! Wir erbitten und erflehen Ihren Schutz und Ihre mächtige Hilfe. Wir leben sozusagen in einer Einöde, denn das übrige London weiß von uns nichts, und die Reichen und Großen kümmern sich nicht um unsere Angelegenheiten. Wir leben in Dreck und Kot. Aborte haben wir keine, auch keine Mülleimer, Abzugskanäle, keine Wasserversorgung! Die Kanalisationsgesellschaft, alle die großen und reichen und mächtigen Leute kümmern sich um unsere Beschwerden nicht im mindesten. Der Gestank der Gullys macht einem übel, wir leiden alle darunter, und viele sind krank; kommt die Cholera, dann gnad' uns Gott... Bitte, Herr Redakteur, kommen Sie und sehen Sie sich uns an; denn wir leben wie die Säue, und es ist nicht recht und billig, daß man mit uns so verfährt".

In New York betrug die Säuglingssterblichkeit im Jahre 1885 27,3 %. Eines der Elendsviertel (Slums) wird in folgender Weise beschrieben: An der Wasserseite befanden sich Docks und Schlachthäuser. Jede Brauerei war von Kuhställen umgeben, wo an Kühe mit eiternden Schwänzen die abgängige Biermaische verfüttert wurde. Die ekelhafte Milch dieser sterbenden Tiere bildete die Hauptnahrung der vernachlässigten Säuglinge dieses Distriktes (PEASE).

Ein französischer Gesundheitsausschuß berichtet 1841, als die Cholera ausgebrochen war: In den dunklen Kellern, in den Kammern, die man kaum für Keller halten kann, erneuert sich die verpestete Luft niemals. Die Mauern starren vor Dreck. Gibt es ein Bett, so besteht es aus schmierigen Brettern. Das Stroh ist feucht und faulig. An dem groben Tuch lassen sich Farbe und Gewebe nicht mehr erkennen. Die Decke gleicht einem Sieb... Der Fußboden ist schmutziger als alles andre, überall liegen Haufen von Kehricht, von Gemüseresten, die in den Straßen zusammengerafft wurden, von faulem Stroh. Die Luft ist nicht mehr zu atmen.

Und der Arme selbst? Die Kleider zerfetzt und geflickt, die Haare nie gekämmt. Nichts ist so furchtbar schmutzig wie diese verkommenen Armen. Ihre Kinder sind blaß, elend und abgemagert, der Hals gebeugt, die Halsdrüsen geschwollen, die Finger geschwürig, die Knochen geschwollen und erweicht. Überdies werden die Kleinen von Ungeziefer gepeinigt und aufgefressen (M. A. FRÉMY 1841).

Der Hygieniker VON DRIGALSKI hat Paris kurz nach der letzten Jahrhundertwende besucht: „In Paris gab es die besten Weine und das schlechteste Wasser, die vortrefflichste Küche, die elegantesten Frauen, die größten Dichter, die schönsten Bauten, die elegantesten Schuhe, die besten Betten, die wenigsten Bäder und die schmierigsten Toiletten".

Zwei Dichter sollen noch zu Worte kommen:

CH. DICKENS schreibt 1867: „Ich begleite einen überaus menschlich gesinnten Arzt auf seinen Besuchen bei den am schlechtesten untergebrachten Einwohnern

Edinburghs. In den engen Gassen dieser malerischen Stadt – leider sind malerisches Aussehen und Typhus gute Freunde – sahen wir in einer Stunde mehr Arme und Krankheit, als viele in ihrem ganzen Leben glauben werden. Unser Weg führte uns von einer erbärmlichen Wohnung zur anderen, unglaublich stinkend, ohne Himmelslicht, ohne Luft, richtige Löcher und Höhlen. In einem dieser schmutzigen Winkel besuchten wir ein Zimmer, in dem ein leerer Suppentopf auf dem kalten Herde stand, ein zerlumptes Weib hauste und einige zerlumpte Kinder auf dem nackten Erdboden herumkrochen ... Dort lag in einer alten Eierkiste, die sich die Mutter von einem Laden erbettelt hatte, ein kleines, schwaches abgezehrtes, bleiches, krankes Kind. Mit seinem kleinen abgezehrten Gesicht, mit seinen kleinen, heißen, ausgemergelten Händen, die über seine Brust gefaltet waren, und seinen, kleinen, leuchtenden, aufmerksamen Augen... blickte es fest auf uns. Da lag es in seiner kleinen, zerbrechlichen Kiste, die eigentlich kein schlechtes Sinnbild des kleinen Körpers war, von dem sie sich langsam löste – da lag es ganz ruhig, ganz geduldig, ohne ein Wort zu sagen. Wie die Mutter versicherte, schrie und beklagte es sich selten ... als gäbe es keine Scharen gesunder und glücklicher Kinder, die auf dem Rasen im Sonnenschein spielen, nur einen Steinwurf entfernt".

Der Schriftsteller Gerhard von Amyntor (1876), Berlin, kennt „einen armen Flickschuster, der mit Frau und 9 Kindern eine Kellerspelunke bewohnt. Sie liegt unter dem mittleren Wasserstande der Spree und nicht weit von dem Fluß. Nur in heißen Sommern ist das Loch drei Monate ziemlich trocken – in der ganzen übrigen Zeit des Jahres ist es feucht, und bei Hochwasser ist der Fußboden der zwei Wohnräume, in welche sich elf elende Menschen teilen müssen, mit mehreren Zollen einer schlampig stinkenden Grundfeuchtigkeit bedeckt. Ein offener Eingang führt in die Höhle – die vier Kellerfenster liegen unter dem Niveau des Trottoirs und bei Regenwetter strömen die Gewässer in lustigen Cascaden zu allen Öffnungen in die Zimmer. Alles, was der arme Schuster oder seine bleiche scrophulöse Familie nicht durch täglichen Gebrauch berührt oder reinigt, ist mit einer grünlichen Schimmel-Vegetation überzogen, und wenn du in diesen Keller trittst, so schlägt dir ein so modrig-stinkender Dunst, eine so unbrauchbare Luft entgegen, daß du dich staunend fragst, ob du imstande wärst, auch nur 24 Stunden in diesem vergifteten Element zu atmen. Die immer feucht angelaufenen, grünen Scheiben der Fenster gestatten nur einen Blick auf die Schuhe und Stiefel der Vorübergehenden ... und die großen und kleinen Himmelslichter werfen nie einen verheißungsvollen Blick in diese unterirdische Welt".

Schule und Erziehung

Entsprechend sahen die Schulhäuser aus. So berichtet SAMUEL HEINICKE, der Begründer der Leipziger Taubstummenanstalt, aus der Zeit seiner Tätigkeit als Dorfschulmeister um 1783 in Eppendorf bei Hamburg:

„Stellt euch niedrige, vor hundert Jahren aus Lehm, Stroh und Holz gebaute, aber nun schon durchlöcherte, ungedielte, finstre, hinten und vorne beschmierte, geflickte und gestützte, feuchte und enge Schulhäuser mit halb zerbrochenen und verfaulten Türen, Tischen, Bänken, Fenstern, Pfosten, Balken und Decken vor, worin in mancher Schulstube wohl hundert und darüber, die Hälfte aber mit Lumpen bedeckte, an und aufeinander gedrängte, mit Grind, Ungeziefer und anderen Unflätereien, Husten, Schnupfen und allerlei Krankheiten geplagte, kleine, elende und jämmerliche menschliche Geschöpfe wie in einem Pöckel sitzen; wovon die meisten ebenso leere Magen als Köpfe haben, die nun für Furcht und für Warten, zwischen Angst und Bangen, in einem faulenden, gräßlichen Gestanke, schon wie halb tot, an die Staupe denken, welche sie heute durch einen Mann treffen wird, den sie als einen Popanz und ärger als den bösen Feind hassen, und die mit Schmerzen auf den Glockenschlag hoffen, der ihre Erlösung verkündigt: – So habt ihr nur eine kleine schwache Skizze von dem Elende, worin diese unglücklichen zarten Kinder in manchen Schulen schmachten und seufzen, und die doch gleichwohl nichts dabei lernen, ob sie schon deswegen da sind. Ich übertreibe hier nichts und verschweige noch sehr viele ekelhafte und abscheuliche Umstände".

Früher hat die Prügelstrafe in der Erziehung eine große Rolle gespielt. Allerdings wurden auch die Erwachsenen in der Familie, in den Klöstern, beim Militär und beim Strafvollzug geschlagen. Mit Prügel bestrafte die Inquisition die Ketzer, mit Auspeitschung bedrohte der protestantische Erzbischof von Upsala das Fernbleiben vom Gottesdienst, mit Auspeitschung wurden auch die unehelichen, schwangeren Mütter bestraft.

MICHAEL DE MONTAIGNE (1533–1592) schreibt: „Man komme nur in die Klassen beim Verhören der Aufgaben. Da hört man nichts als Schreien der Kinder unter Schlägen und sieht nichts als zorntrunkene Lehrer. Eine vorbildliche Art, den zarten und furchtsamen Seelen der Kinder Lust zum Lernen zu machen, sie mit fürchterlicher Kupfernase dazu anzuleiten, die Hände bewaffnet mit der abscheulichen, gottlosen Rute ... Viel anständiger wäre es, die Klassen mit Blättern und Blüten zu bestreuen als mit den Fasern blutiger Birken ... Man erzieht nur bücherbepackte Esel. Unter Peitschenhieben füllt man ihnen die Taschen mit Wissenschaft und ermahnt sie, nichts zu verlieren.

Im Jahre 1739 behandelte der Pastor M. HENSELL in einer Schulpredigt zum Gebrauch für Küster und Schulmeister die Züchtigung der Kinder nach der Bibel:

„Wer sein Kind lieb hat, der hält es unter der Rute, daß er hernach Freude an ihm erlebe“ (Sirach 30,1); „Wer seiner Rute schonet, der hasset seinen Sohn, wer ihn aber lieb hat, der züchtiget ihn bald“ (Sprüche 13, 24). So fordert der Pastor: „Beuge ihm den Hals, weil er noch klein ist“. Womit sollen die Kinder gezüchtigt werden? „Nach Anweisung der Hl. Schrift und der gesunden Vernunft mit Ruten und Stecken ... Vielleicht hat es die göttliche Vorsehung mit Fleiß also gefügt, daß es so viele Gebüsche bei uns gibt, damit wir der Straf-Instrumente wegen bey der unbändigen Jugend keinen Mangel hätten“.

Uneheliche Kinder

Eine besonders wichtige Aufgabe der Gesellschaft bildet die Sorge für die unehelichen Kinder; ist doch die Sterblichkeit der unehelichen Säuglinge seit jeher größer als die der ehelichen. Dabei werden etwa 6–12 % der Kinder unehelich geboren.

Die alte Sitte, unerwünschte Kinder auszusetzen oder zu töten, ist von der christlichen Kirche stets bekämpft worden. Die erste Findelanstalt wurde vom Erzbischof DATHEUS in Mailand im Jahre 787 gestiftet. Zahlreiche Gründungen in Italien, Frankreich, Spanien und England folgten. An vielen Findelanstalten war außen eine Drehlade angebracht, so daß die uneheliche Mutter unerkannt blieb, wenn sie im Dunkel der Nacht heimlich ihr Kind abgab. So wollte man den Kindsmord verhüten und der Mutter die Schande unehelicher Geburt ersparen.

Ungeheuerliche Mißbräuche stellen sich ein. In die Mailänder Drehlade wurden 1863 in jeder Nacht 5–12 Kinder abgelegt. Auch der ehelichen Kinder suchte man sich auf diesem Wege zu entledigen. Die Mütter bemühten sich dann wohl, ihre eigenen Kinder von der Findelanstalt in Kost zu bekommen und sich so deren Aufzucht vom Staate bezahlen zu lassen. Selbst gestohlene Kinder legte man in die Drehlade.

Sehr bekannt geworden ist eine Aussetzung an der Kirche Saint Jéan-le-Rond, einer Taufkapelle an der Südseite von Notre-Dame de Paris am Morgen des 16. November 1717. Damals entdeckten die Besucher auf den Stufen des Heiligtums ein schreiendes Neugeborenes in einem hölzernen Kasten. Der Beamte verfaßte darüber ein Protokoll – heute ausgestellt im Musée de l'Assistance – und schickte das Kind wie andere Findlinge in die Couche des Findelhauses. Es wurde sogleich getauft und erhielt den Namen Jéan-le-Ronde. Noch am gleichen Tage wurde es von einer Amme in die Picardie mitgenommen.

Jéan-le-Ronde war der Sohn eines hohen Offiziers, des Chevalier Destouches und der berühmten Frau von Tencin. Während der Entbindung war der Vater in Martinique. Als er 6 Wochen nach der Geburt zurückkehrte, erfuhr er mit Mühe von der Mutter, „die mehr Geist als Herz besaß“, daß sie das Kind ausgesetzt hatte. Glücklicherweise waren dem Kinde Kennzeichen mitgegeben worden. Der Vater erhielt es in äußerst elendem Zustand, nahm es, wohl eingewickelt mit sich und durcheilte ganz Paris, um ihm eine Amme zu verschaffen. Niemand wollte sich mit einem anscheinend sterbenden Kinde belasten. Schließlich fand er aber doch eine gute Frau, die sich aus Mitleid des armen kleinen Wesens erbarmte und zu seiner wirklichen Mutter wurde.

Als der Sohn 7 Jahre zählte, führte sein Vater Mme. de Tencin zu ihm, um ihr zu zeigen, wie gut er sich entwickelt hatte. „Sehen Sie, Madame“, sagte er, „es wäre doch schade um dieses Kind, wenn es ein Findling geblieben wäre“. Sofort erhob sie sich: „Gehen wir, hier ist mir nicht wohl“. Der Sohn hat seine leibliche Mutter nicht wiedergesehen.

JÉAN-LE-RONDE D'ALEMBERT (1717–83) hat bei seiner Pflegemutter bis zu seinem 50. Lebensjahr gewohnt, auch als er längst ein weitberühmter Mathematiker geworden war. Zusammen mit Diderot gab er die große französische Enzyklopädie heraus und verfaßte dazu als Vorwort ein viel bewundertes Bild der Wissenschaften. Friedrich II. wurde sein Freund und bot ihm vergeblich das Präsidium der Berliner Akademie an. Katharina II., Kaiserin von Rußland, wollte ihn zum Erzieher ihres Sohnes machen, er konnte sich nicht dazu entschließen. Mit 37 Jahren wurde er Mitglied, später ständiger Sekretär der Académie française.

Während des Jahres 1717 sind 661 von 1749 Findlingen des Pariser Findelhauses gestorben (DUPOUX 1951).

J. J. ROUSSEAU (1712 –78) hat seine fünf unehelichen Kinder in das Pariser Findelhaus bringen lassen, wie er selbst in seinen „Bekenntnissen“ mitteilt.

Im Jahre 1869 ist die Drehlade des Pariser Findelhauses abgeschafft worden. Bald darauf erlebte dort M. DU CAMP die Abgabe eines Kindes: „Während ich die Listen durchblättere, ist eine Frau eingetreten. Sie war recht jung, kaum neunzehn Jahre, ziemlich hübsch, die Nase hoch, den Mund zu sehr geöffnet, die blauen Augen sehr sanft: eine zugleich sentimentale und spöttische Pariserin. Sie schluchzte und hielt in ihren Armen ein Kind von etwa zehn Tagen mit einer hübschen rosa Haube. Sie setzte sich oder vielmehr sie ließ sich auf einen Stuhl fallen und sagte: „Da ist meine Kleine; ich kann sie nicht behüten, ich bringe sie Ihnen“. Mit einer mechanischen Handbewegung wischte sie sich kräftig ihre tränengefüllten Augen. Ihre Finger hinterließen in ihrem gepudertem Gesicht lange, graue und feuchte Spuren. Schluchzer unterbrachen ihre Stimme. Plötzlich hörte sie auf, zog ihren Schuh aus, bewegte ihn hin und her, um störenden Sand zu entfernen, und fing wieder an zu weinen.

Man fragte sie: „Warum verlassen Sie ihr Kind?“ „Ich verdiene nur 20 Sous täglich und kann sie nicht ernähren“. Als sich inzwischen die Kleine anschickte zu schreien, kehrte sie sie um und klopfte ihr den Rücken. Der Angestellte betrachtete ihre Reinlichkeit, ihre geschickte Handbewegung, die mütterliche Erfahrung verriet, und fragte: „Haben Sie schon mehr Kinder?" „Ja, ich habe noch einen Jungen zu Hause". „Wer ist der Vater?" Sie zögerte ein wenig und antwortete: „Ein Soldat". Die Ausfüllung des Fragebogens begann. Man fragte die Unglückliche nach dem Namen des Kindes, dem Ort und dem Tag seiner Geburt, ob es getauft, ehelich oder unehelich sei. Auf die Frage: „Hat man Ihnen gesagt, daß Sie nur alle drei Monate Nachrichten über ihn bekommen können und daß Sie niemals erfahren werden, wo er ist?" krümmte sie sich zusammen, neigte den Kopf und sackte zusammen, wie wenn ihr ein zu schweres Gewicht aufgeladen wäre, und verdoppelte ihre Schluchzer.

Als alle Antworten aufgenommen waren, reichte man ihr die Feder zur Unterschrift hinüber, sie erklärte aber, sie könne nicht schreiben. Der Angestellte klingelte nach der diensthabenden Schwester. Diese nahm den Säugling, legte ihn auf das Feldbett, untersuchte das Geschlecht und sagte: „Ein kleines Mädchen". In diesem Augenblick fiel die Mutter auf die Knie, ergriff ihr Kind, umarmte es mit krampfartigen Bewegungen, die sie ganz emporhoben, und blieb wieder gebeugt an das Kind gedrückt, wie wenn sie es sich für immer aneignen wollte. Der Angestellte erhob sich und sagte zu ihr mit der Stumpfheit, die der Anblick eines häufig wiederholten Schauspiels gibt: „Wenn Ihnen die Abgabe des Kindes so viel Kummer macht, warum sehen Sie sich nicht vor?" Sie erhob sich mit einem Ruck, wischte ihren Ärmel über das verschwollene Gesicht, wandte sich nicht mehr zurück, stieß die Tür auf und entfloh. Ich blieb bestürzt. Der Angestellte blickte mich an und sagte zu mir: „Es ist doch immer das gleiche" (nach DUPOUX, 1958, S. 311).

Allein in das Pariser Findelhaus abgegeben wurden von 1770–1779: 67 033, von 1830–39: 46 136 Findlinge. In ganz Frankreich sind nach einem Bericht von 1836 jährlich 35 000 Kinder ausgesetzt worden.

Ich habe selbst in Berlin während der zwanziger Jahre noch einige Aussetzungen erlebt. Als z. B. einmal eine Schwester der Berliner Univ. Kinderklinik ihre Kinder im Freien gesonnt hatte und sie wieder hereinholte, fand sie ein Überzähliges, das eine unbekannte Hand hinzugefügt hatte. Ein anderes Mal brachten eines Abends zwei Angestellte des Lehrter Bahnhofes ein noch blutiges Neugeborenes, das sie in einem gerade geleerten Personenzug entdeckt hatten.

Immer wieder beklagen die alten Berichte, daß die Findelanstalten, in menschenfreundlicher Absicht errichtet, um den Ärmsten der Kinder zu helfen, gerade das Gegenteil von dem erreichten, was man wollte. „Sie wirken verheerender als Krieg und Pest. Sie erleichtern das Verlassen der Kinder, weihen dieselben einem fast gewissen Tod und sind die ersten Ermutigungen der Mutter, den mütterlichen Pflichten zu entsagen (Schmidts Jahrbücher *16*, 142 (1837)). Wie zahlreiche Statistiken zeigen, sind bis zu 100 % aller Findlinge in den Anstalten gestorben.

BALLEXSERD berichtet 1762 über den Besuch einer Dame in einer berühmten Findelanstalt. Sie war sauber, aber die Findlinge lagen im Sterben. Als die Dame nach dem Grunde fragte, erwiderte die pflegende Nonne sanft, die Kinder seien alle recht glücklich, bald zu sterben und so die ewige Seligkeit zu erlangen; außerdem würden die Einkünfte der Anstalt nicht für die Erziehung so vieler Kinder ausreichen. VILLERMÉ schlug für die Findelhäuser die Inschrift vor: „Hier läßt man die Kinder auf Staatskosten sterben".

Im Jahre 1829 besuchte PH. A. PIEPER aus Paderborn das Pariser Findelhaus: Damals wurden die Zugänge, wenn sie gesund waren, möglichst bald einer von außerhalb stammenden Amme übergeben und aufs Land verbracht. Waren sie krank, so kamen sie auf die stets überfüllte Krankenabteilung, wo sie fast immer starben.

HÜGEL leitete 1863 eine Poliklinik in Wien. Er berichtet: „Nahezu dieselben Weiber kommen stetig in den kürzesten Zwischenräumen mit immer neuen, in ausgezehrten, unrein gehaltenen und in stinkende Lumpen gewickelten Findlingen zur Ordination. Bevor wir zur Untersuchung schreiten, eröffnen uns diese Weiber, sie seien nicht wegen einer Ordination gekommen, da sie wohl wüßten, es gäbe für die Findlinge keine Hilfe; sie hätten sich nur deshalb vorgestellt, daß man nach dem Tode ihnen die Ausfolgung des Totenscheines nicht verweigern könne, wodurch sie gerichtlichen Invektiven ausgesetzt würden. Geben wir diese Weiber wegen zu spät gerufener ärztlicher Hilfe an, so erwidern sie, man habe ihnen die Kinder schon in diesem Zustand im Findelhaus übergeben".

Der Wiener Kinderarzt MAUTHNER schreibt 1853: „Traurig genug, daß viele Mütter ihre Kinder in Kost geben müssen. Wie mühsam schleppt so manche dies und jenes herbei, um die Gunst der Kostfrau für ihr Kind zu gewinnen; kommt keuchend an den Jammerort, an dessen Eingang man zweifelnd steht, ob wohl hier eine menschliche Seele wohnen könne, und was findet sie? Ein bleiches, mageres, verzerrtes, heiseres Wesen mit großem dicken Bauch! ... Ein Kind in die Kost geben, heißt nach meiner Erfahrung, es physisch und moralisch opfern".

In Deutschland hat es kaum Findelanstalten gegeben.. Arme und uneheliche Kinder sollten von ihren Angehörigen versorgt, bedürftige Mütter unterstützt werden. Elternlose Kinder kamen in Waisenhäuser oder als „Ziehkinder" zu Pflegeeltern.

Als FRIEDINGER 1875 die Münchener Gebäranstalt besuchte und fragte, was mit den etwa 900 jährlich geborenen unehelichen Kindern geschähe, antworteten die Ärzte: „Die kommen alle zu den Engelmacherinnen".

Wie diese vorgingen, berichtet z. B. CUSTER aus der Schweiz 1882: Die Kinderpillen von Königssee enthalten Opium. Nimmt man die Dosierung nicht so genau, so sind diese Pillen ein vorzügliches Mittel, um rasch und geräuschlos Engel zu machen. Noch im Jahre 1908 hören wir von REISSIG über einen in Deutschland blühenden Handel außerhalb der Apotheken mit Opium-haltigen Kinderpillen. „Jedenfalls sind diese Pillen ein recht passendes Mittel in der Hand der überall vorhandenen Engelmacherinnen". Der Erfinder vertrieb die Pillen durch Hausierer und verbrauchte jährlich 10–12 Pfund Opium.

Man muß wissen, daß junge Kinder Opium besonders schlecht vertragen. Ich hatte deshalb den Ärzten der von mir geleiteten Anstalten verboten, Kindern der beiden ersten Lebensjahre Opium oder dessen Abkömmlinge zu geben.

Der Oberlandesgerichtsrat Silberschlag berichtet 1881: „Es ist ganz gewöhnlich geworden, daß die Mütter uneheliche Kinder, die sie nicht bei sich behalten können oder wollen, gegen Entgelt an andre Personen zur Verpflegung und Erziehung übergeben. Diese Personen tun dies in der Art, daß nach den statistischen Tabellen in Berlin, Magdeburg usw. jährlich 31 % sterben. Zum Teil ist dies die Folge natürlicher Umstände, zum großen Teil werden die Kinder von den Pflegeeltern einfach umgebracht ... In Magdeburg z. B. ward festgestellt, daß eine Witwe gewerbsmäßig Kinder in Pflege nahm, die regelmäßig binnen 14 Tagen bis 3 Wochen starben. Es war als höchst wahrscheinlich ermittelt, daß ihnen Branntwein in die Saugläppchen gegossen wurde. Dieser Witwe fehlte es nie an Haltekindern, sie wurde auch niemals zur Verantwortung gezogen".

Unerwünschte junge Kinder braucht man ja nur zu vernachlässigen. Sterben sie dann an Ernährungsstörungen oder Infekten, so ergeben sich gewöhnlich keine Beweise, die für eine Bestrafung der Schuldigen ausreichten.

Im Jahre 1838 beschreibt E. R. Löffler die Wohnungen der Leipziger „Ziehkinder", d. h. der elternlosen Kinder, die von Pflegeeltern aufgenommen wurden: Um sie zu besuchen, muß man sich in dunkle, enge, schmutzige, abgelegene Straßen oder an jedem Wind und Wetter ausgesetzte Orte verfügen. Den Eingang zur Wohnung selbst findet man in den Höfen, wo Schutt, Asche, Kehricht liegt, wo Überreste von Speisen, Gemüse, Salat, Rüben usw. faulen, wo der Gestank der Schlotten, Pferdeställe oder Gruben sich verbreitet. In den Hintergebäuden, die mit den Fenstern in diese stinkenden Höfe gerichtet und selbst aus Balken und Brettern erbaut sind, befinden sich häufig die Wohnungen der Ziehkinder. Entweder gerät man in Parterrestuben, wo das Gewände Sommer und Winter hindurch feucht, die Luft dumpfig und modrig ist, wo das Brot schimmelt, das Salz schwitzt und die Dielen faulen; oder man muß beinahe bis zum Giebel des Hauses hinaufklimmen, wo man manchmal zweifelnd stehen bleibt, ob hier wohl noch eine menschliche Seele wohnen könne. Tritt man nun in eine solche Dachstube, so beengt sich einem die Brust, teils von einem unheimlichen Anblick, teils von der Stickluft, die darinnen herrscht. Die Fenster sind tief und klein; sie stecken zwischen den schiefen, hervorragenden Dachgewänden, die das ganze Licht dem übrigen Raum der Stube nehmen; die Wände bestehen aus morschem, faulem Holze; im Winter herrscht eisige Kälte, im Sommer eine drückende, peinliche

Schwüle, deren Qualen sich durch zahlreiches Ungeziefer bis aufs höchste steigern. Diese kleinen und niedrigen Kammern müssen eine bedeutende Familie beherbergen; bei dem steten Lärm genießt das Kind keinen Augenblick ungestörte Ruhe.

Äußerst dürftig ist die Einrichtung; oft enthält sie nicht einmal das Nötigste. Türen und Fenster sind schlecht, bei Wind entsteht Zugluft, bei Regenwetter läuft das Wasser durch ein Fenster und bisweilen auch durch die Decke in die Stube. Die Öfen sind meistens schlecht, so daß sie nicht gut heizen oder rauchen. Um Holz zu sparen, wird im Winter zugleich mit in der Stube gekocht, Wäsche und Holz getrocknet, gewaschen, von den Ehemännern der Ziehfrauen geraucht, wodurch die Luft mit schädlichen und schlechten Dünsten überladen wird. Hierzu kommen noch die Haustiere wie Hunde, Katzen, frei herumflatternde Vögel, die den Gestank und Schmutz noch vermehren. Es fehlt an Schränken und sonstigen Behältnissen; die Stube dient als Kleiderschrank, zum Wäschkasten, zur Vorratskammer, zur Küche, zur Schlaf- und zur Holzkammer. Im Winter werden die Fenster nie geöffnet, im Sommer dringt nur wenig freie Luft in die Stube, die übrigens, da alles in ihr verrichtet wird, immer schmutzig und staubig ist. Gekehrt wird sie alle acht Tage, gescheuert kaum alle Monate; der gestreute Sand vermehrt den Staub.

Welche Vorurteile die Sorge für die elternlosen Kinder belasteten, geht aus den nachstehenden Berichten hervor:

„In Harlem herrscht die Sitte, die Findlinge, Kinder armer, noch lebender Eltern, vater- und mutterlose Waisen, Kinder, deren Eltern wegen Schulden im Gefängnis sitzen oder auch als Missetäter am Leben gestraft wurden, besonders und unterscheidend zu kleiden; hierdurch richtet man nichts andres aus, als daß gewisse Kinder niedergeschlagen werden“ (KRÜNITZ 1778).

Der Direktor der Wiener Findelanstalt FRIEDINGER berichtet 1887: „In einer Dorfschule mußten vor einer Reihe von Jahren die sämtlichen Findlinge auf der Schandbank sitzen, die Ortsarmen aber nicht. Und warum? Nicht etwa wegen des schlechten Lernens, sondern weil sie wie die Ortsarmen kein Schulgeld bezahlten und dazu auch noch Findelkinder waren ... Der niedere Clerus ist bisweilen befangen und weiß sich nicht hinwegzuhelfen über die Abstammung dieser ärmsten Kinder! Ja es fehlt nicht an hochgestellten Persönlichkeiten, welche ehrenrührige Reden über den Direktor führen, weil er sich bemühte, die traurige Lage der Findelkinder zu verbessern.“

Kinderarbeit

Trotz allem hatten es aber doch die „Ziehkinder“ besser als die Kinder in Waisenanstalten. Dies zeigte sich besonders, als in England gegen Ende des 18. Jahrhunderts die ersten Fabriken und Bergwerke entstanden. Um möglichst billig zu erzeugen, beschäftigte man als Arbeitskräfte Frauen und Kinder. Ganze Horden von Kindern arbeiteten an den Spinnmaschinen, die mit Wasserkraft angetrieben wurden und deshalb an den Strömen, oft weit entfernt von Städten und Dörfern, errichtet wurden. Damals starben in London die meisten Säuglinge der Armen im ersten Lebensjahr. Die Armenaufseher entledigten sich der Überlebenden, indem sie sie als Lehrlinge an die Fabriken gaben; niemand kümmerte sich darum, ob sie lebten oder starben. Der Unternehmer ernährte und kleidete seine „Lehrlinge“ und war sogar bereit, auf 20 seiner Sklaven einen Idioten zu nehmen. Lebten sie nicht ganz in der Fabrik, so wurden sie in Häusern untergebracht, die nahebei gebaut wurden. Eine Modellmaschine in Manchester ließ ihre Kinder 74 Stunden in der Woche arbeiten. Viele Fabriken arbeiteten Tag und Nacht. Dabei besetzten die Kinder die Betten, von denen sich die Nachtarbeiter gerade erhoben hatten.

In einer bestimmten Fabrik dauerte die Arbeitszeit von 5–20 Uhr. Mit Ausnahme einer halben Stunde für Frühstück und Abendbrot arbeiteten die Kinder die ganze Zeit ohne Unterbrechung, durften aber des Nachmittags etwas während der Arbeit essen. Es gab keine Sitze in der Fabrik. Sonntags reinigten immer einige von 6 Uhr morgens bis nachmittags die Maschinen. Die Unbeschäftigten sollten die 3 Meilen entfernte Kirche besuchen, doch war dies unbeliebt. Vor dem Abendessen lagen die Kinder oft auf dem Fußboden der Fabrik und schliefen. Niemals kam jemand aus London, um nach den Kindern zu sehen (WATERS).

Wie es dem einzelnen erging, zeigen die Erinnerungen ROBERT BLISCOES, 1828. Als Waisenknabe war er 1799 mit 7 Jahren aus einem Armenhaus mit vielen Leidensgenossen in eine Baumwollspinnerei geschickt worden. Dort mußte er bei unsäglichem Schmutz und ungenügender Ernährung hart arbeiten. Von den Aufsehern wurde er heftig geschlagen, verflucht und verhöhnt, bis sein Leib ihm nur noch eine Last und sein Körper mit Beulen und Schwielen bedeckt war. Erfüllte nicht ein jedes Kind seine Aufgabe, so wurde der Aufseher entlassen, im andern Falle belohnt. Die Lehrlinge waren ständig von Hunger geplagt, so daß die mutigsten sich nachts aus dem Hause schlichen, um die Felder zu plündern. Nach 3 Jahren verlangte eine Mutter von der Kirchengemeinde eine Besichtigung. Darauf wurden viele Mißstände beseitigt.

BLISCOE aber kam nach kurzer Zeit in eine andre Spinnerei, wo die Verhältnisse noch schlimmer waren. Er fand seine Gefährten in jammervollem Zustande vor; ihre Körper waren mit Striemen, blutunterlaufenen Stellen und Wunden bedeckt und oft schwer verlaust. Statt Seife wurde ein Mehl geliefert, das aber meistens aus Hunger aufgegessen wurde. Die Lebensmittel waren schlecht, die Küche noch schlechter. Stinkender Schinken, mit ungeschälten Steckrüben gekocht, bildete die Sonntagsmahlzeit. Viele Lehrlinge mußten Fleisch, Brei und Suppe ohne Löffel und Messer essen. Die Mittagspause dauerte 40 Minuten, diente aber auch zur Hälfte zur Reinigung der Maschine. Fiel sie ganz aus, so wurde 16 Stunden durchgearbeitet.

Ein Aufseher war besonders gewalttätig. Mit jedem Puff, mit jeder Ohrfeige schlug er BLISCOE zu Boden. Er und andre pflegten ihm Walzen an den Kopf zu werfen. Sie fanden großes Gefallen daran, die Lehrlinge an den Ohren hochzuziehen, zu schütteln und mit aller Kraft auf den Boden zu schmettern. Lange bevor eine Wunde geheilt war, kam eine neue hinzu.

Die Lehrlinge waren so hungrig, daß sie den Schweinen das Futter zu stehlen suchten. Als einer von ihnen plötzlich starb, kämpften die andern miteinander um das frei gewordene Mittagessen. Fluchtverdächtige mußten an ihren Handgelenken eiserne Ketten tragen. Durch die Unsauberkeit begünstigt, brach eine Seuche aus, die vielen das Leben kostete. Um Aufsehen zu vermeiden, wurden die Toten auf verschiedene Kirchhöfe verteilt. Als Ersatz mußte oft Nachschub von Kirchspielkindern angefordert werden.

1802 hatte das Parlament ein Lehrlingsgesetz erlassen, das die schlimmsten Mißstände beseitigen sollte: aber diese Waisen erfuhren nichts davon. Eine Beschwerde BLISCOES bei dem zuständigen Friedensrichter, dem er seinen striemenbedeckten Körper entblößte, hatte zur Folge, daß er mit einer Reitpeitsche schwer mißhandelt wurde.

Der Bericht BLISCOES wurde von zwei Leidensgefährten bestätigt.

1783 beschreibt SALZMANN, wie die Kinder eines deutschen Waisenhauses spannen: „Nie habe ich ein so anschauliches Gemälde von menschlichem Elend gehabt als in dieser Stube. Ein ganzes Herdchen Kinder, deren Versorger im Grabe moderten, aber hier sollten versorgt sein und doch so schlecht versorgt waren. Alle sahen sie bleich aus, hatten matte, viele triefende Augen, kein Zug von Munterkeit war an ihnen sichtbar, einige hatten verwachsene Füße, andre verwachsene Hände und alle starrten vor Krätze, die alles Mark auszusaugen schien. Die Stube war schwarz von Öldampf und an den Wänden flossen die Ausdünstungen herab, die diese Elenden von sich gaben. Sie waren auf ihre Arbeit so erpicht, daß unsre Gegenwart sie gar nicht störte."

Den Grund für ihren Fleiß zeigte der Aufseher, indem er eine Tür öffnete. „Fünf Kinder waren hier auf die Folter gespannt, dreien waren die Arme ausgedehnt und die Hände an eine Stange gebunden, so daß sie in einer Stellung waren, die mit der Stellung des Gekreuzigten eine große Ähnlichkeit hat, und zwei Knaben lagen auf der Erde, so daß der vordere Teil des Körpers durch die

Hände und der hintere Teil durch die entblößten Knie unterbreitet wurde. Auf die entblößten Knie war ein schweres Stück Holz gelegt.“ Die Kinder hatten das vorgeschriebene Gewicht an Wolle und Baumwolle nicht aufgesponnen.

Nach VILLERMÉ (1840) und FRÉMY (1841) ist es erschütternd anzusehen, wie in Mühlhausen i. E. tausende von Kindern frühmorgens zähneklappernd durch Regen und Dreck hinter ihrer Mutter herlaufen. Mager, blaß, zerlumpt und barfuß strömen sie zur Arbeit. In der Hand oder, wenn es regnet, unter ihrer Kleidung, die durch das Öl des Webstuhls undurchdringlich geworden ist, tragen sie ein Stück Brot, ihre einzige Nahrung während des Tages. In Roubaix arbeiten sie in einer Schwitzbude täglich 14½ Stunden, d. h. 3–4 Stunden länger als Zwangsarbeiter. Alle Kinder, selbst die 6jährigen, werden ebensolange wie die Erwachsenen beschäftigt. In St. Marie aux Mines haben 4½jährige Kinder die Einschläge abzuspulen. In St. Quentin sind die Arbeiter jedes Geschlechtes und Alters 13 Stunden tätig. Die Fabrikkinder verdienen durchschnittlich kaum 6–7 Sous täglich, knapp so viel, wie ihre Nahrung kostet. Taubstumme und schwachsinnige Kinder werden gleichfalls zur Arbeit herangezogen.

Zwar hat man einige Abend- und Sonntagsschulen eingerichtet; wenn aber die Kinder durch eine 12–14stündige Arbeitszeit ermüdet sind, lernen sie nichts mehr. Viele können weder lesen noch schreiben.

Um 1840 arbeiten die Kinder in den schottischen Bergwerken schon mit 4 Jahren, meist beginnen sie im 8.–9. Lebensjahr. Ein großer Teil ist noch nicht 13 Jahre alt, ein noch größerer steht zwischen dem 13. bis 18. Lebensjahr. Die Art der Beschäftigung, die den jüngsten Kindern zufällt, etwa das Türhüten auf den Strecken, macht es nötig, daß sie in die Gruben kommen, sobald die Arbeit beginnt, und die Grube erst bei Feierabend verlassen. Sie sind während ihrer Arbeit gewöhnlich im Dunkeln und ganz allein wie in Einzelhaft, wenn nicht gerade Kohlenkarren vorüberfahren. Anderswo sind die Kinder, so lange sie sich in der Grube befinden, überhaupt im Finstern. Während des Winters vergehen Wochen, in denen sie das Tageslicht nur an arbeitsfreien Tagen oder Sonntagen erblicken. Die harte Arbeit des Ziehens und Schiebens der Kohlenkasten beginnt im 6. Lebensjahr und erfordert alle Kräfte des Kindes. Ist die Arbeit in vollem Gang, so dauert sie täglich für Kinder 11, öfters 12, an einigen Stellen 13 und an einer 14 Stunden (SOMBART).

Kinderkrankenhäuser

Im Jahre 1802 entstand in Paris auf einen Konzilbeschluß hin als erstes Kinderkrankenhaus überhaupt das Hôpital des enfants malades. Was vorher geschah, geht aus einer Denkschrift der Pariser Akademie der Wissenschaften von 1785 hervor: Im gleichen Krankenzimmer sind bis zu 100 Kranke zusammengedrängt. Es kommt vor, daß sich in einem großen Bett 8–9 Kinder zugleich befinden oder Erwachsene mit Kindern im gleichen Bett zusammenliegen. Ansteckende Krankheiten werden nicht abgesondert. Der Bericht fordert für jeden Kranken ein Bett und Trennung der Kinder von Erwachsenen. (Verstöße gegen diese Forderung habe ich noch wiederholt erleben müssen). Das erste deutsche Kinderkrankenhaus wurde 1829 in der Berliner Charité errichtet und ist zur Univ. Kinderklinik geworden.

Waren die Säuglinge schon in den Findelanstalten nicht zum Gedeihen zu bringen, so lagen die Verhältnisse in den Kinderkrankenhäusern noch ungünstiger. Ammen gab es dort zunächst überhaupt nicht. HEUBNER, der 1894 die Leitung der Berliner Universitäts-Kinderklinik übernahm, erregte das schwere Mißfallen eines Charité-Direktors, als er die erste Amme einstellte. Viele Kinderkrankenhäuser schlossen Säuglinge von der Aufnahme überhaupt aus.

Auf der Säuglingsstation der Berliner Univ. Kinderklinik starben 1874–1884 von 4109 Kindern unter einem halben Jahr 3209 = 78 %. Dort sind im Rechnungsjahr 1890/91 174 von 176 Kinder mit der Krankheit „Lebensschwäche" gestorben. Die beiden übrigen Kinder wurden nicht etwa geheilt, sondern blieben am Schluß des Jahres noch im Bestand. Als HEUBNER nach Berlin kam, riet ihm sein Vorgänger HENOCH, die Säuglingsabteilung ganz eingehen zu lassen, weil sie nur dazu führe, die Klinik in Verruf zu bringen.

Im Jahre 1898 schreibt A. EPSTEIN (Prag): So unerfreulich die Ergebnisse der Berliner Univ. Kinderklinik sind, sie sind noch immer nicht die schlechtesten. In anderen Säuglingspflegestätten mit künstlicher Ernährung, die nicht in der Lage sind, ihre Sterblichkeit durch Abschieben der Kinder an die Angehörigen und verpflichteten Gemeinden oder durch Entlassung in Außenpflege zu verbessern, können, wie mir durch Zufall oder Nachfrage bekannt ist, auch 100 % sterben. Septische und pyämische Erkrankungen, Erysipel, infektiöse Bronchitis, schwere Mundkrankheiten usw. reiben einen großen Teil der Pfleglinge auf. Anfangs befriedigend gedeihende Kinder verfallen über kurz oder lang der Kachexie und gehen atropisch oder nach Einschleppung von Masern, Windpocken oder Influenza rasch zugrunde. Besonders sind es aber die akuten und chronischen Magendarmkrankheiten, die die größten Opfer fordern.

Vor allem gefürchtet waren die Pocken, die als Kinderkrankheit auftraten wie heute noch Masern und Keuchhusten. So haben GOETHE, MOZART und BEETHOVEN in ihrer Jugend die Pocken durchgemacht. Ich bringe eine Beschreibung der Krankheit aus dem Anfang des vorigen Jahrhunderts:

Die Pocken setzten mit Mattigkeit, Erbrechen, oft auch mit Durchfall ein. Dann „befiel die Kranken ein heftiges Fieber, zu welchem sich schon in den ersten Tagen eine entsetzliche Unruhe einstellte, der bald Irrereden folgte. Auf der

Fläche des Körpers zeigten sich irreguläre Blattern von der Größe der Hirsekörner, gewöhnlich war in der Folge der größte Teil des Körpers bedeckt. Die Blattern, die ein widriges, bläuliches, beinahe bleistiftfarbiges Aussehen hatten, erhoben sich nur wenig, fielen nach ihrem Ausbruch wieder ein, bekamen Gruben, liefen zusammen und enthielten bald eine blutige Jauche. In höherem Grade der Krankheit sahen die Blattern schwarzblau aus und zeigten sich als sogenannte Aasblattern. Dann erhoben sich hin und wieder Brandblasen, die bei der Unruhe der Kranken aufplatzten und den Körper mit blutiger Jauche beschmutzten. So floß nicht selten aus Mund und Nase aufgelöstes Blut, man sah mehrmalen den Harn mit Blut gefärbt (ein sehr gefährliches Symptom); es folgten blutige, stinkende Stuhlausleerungen.

Die Ausdünstungen und Ausleerungen der Kranken verbreiteten einen entsetzlichen Gestank und deuteten auf den Übergang der Säfte in Fäulnis. Das Bewußtsein fehlte, Delirien ... traten ein ... Knirschen mit den Zähnen, wodurch oft Geschirre zerbissen wurden und welches herzzerschneidend war, stellten sich ein. Die Blatternkranken gingen beinahe bei lebendigem Leibe in Verwesung über. Kaum konnte man bei dem Anblick solcher scheußlicher Gestalten die menschliche Bildung wiedererkennen ... Der unerbittliche, oft erbetene Tod machte den schrecklichen Scenen und mit ihr dem Leiden der Unglücklichen ein Ende ...“ (GINS nach dem Kreisphysikus HEMPEL, Crossin).

Die Impfung mit Kuhpocken, die einen Schutz gegen Menschenpocken verleiht, verdanken wir dem englischen Landarzt EDUARD JENNER (1796); sie erfolgte aber zuerst freiwillig; wie es damals zuging, zeigt ein Bericht des Dr. WIEHLSTAB aus Uckermünde (erste Hälfte des 19. Jahrhunderts) nach GINS: Von den 4 Kindern einer armen Witwe waren die beiden ältesten, eine Tochter und ein Sohn, bei jedem Impftage versteckt, die beiden jüngsten aber aufgegriffen und geimpft worden. Der ungeimpfte Sohn wurde außerhalb beim Betteln angesteckt und erkrankte nach seiner Rückkehr an den Pocken. Die Familie wurde daher in ihrer Wohnung von der Außenwelt abgeschlossen. Als die älteste Tochter, die in Pasewalk diente, hörte, was zu Hause geschehen war, kaufte sie Lebensmittel und wollte zu den Ihrigen, wurde aber nicht zugelassen. In der Nacht erbrach sie das Fenster und stieg ein. Sie erkrankte gleichfalls an den Pocken. Die Stube der Witwe war schmal, klein und niedrig, ohne Dielen oder Pflaster. Die Mutter lag mit ihren drei Kindern in einer Bettstelle auf Heu, die älteste Tochter hinter dem Ofen auf Lumpen. Zwei Bretterchen bildeten den Tisch. Lüftung oder Reinigung war nicht möglich. So waren die beiden geimpften jüngsten Kinder aufs engste mit den Pockenkranken zusammengesperrt. Der erkrankte Bruder wurde gesund, die Tochter starb. „Nach 9 Wochen gingen die Jüngsten frisch und gesund wie die drei Männer aus dem feurigen Ofen, um sich Nahrung zu suchen. Dies muß und kann als Beweis der schützenden Kraft der Kuhpocke angesehen werden.“

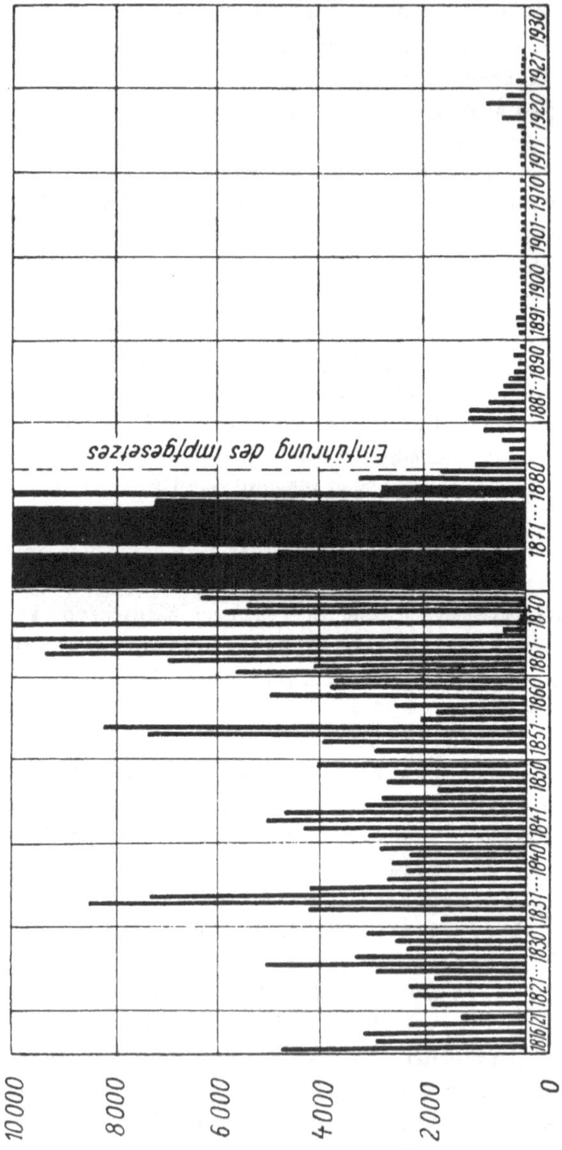

Abb. 4 Pockentodesfälle im Deutschen Reiche 1816–1930. „Gutachten des Bundesgesundheitsamtes über die Durchführung des Impfgesetzes“, Berlin-Göttingen-Heidelberg, Springer-Verlag 1959, S. 4.

In Preußen wurde das Heer seit 1852 schutzgeimpft, aber noch kein Impfgesetz erlassen. Im Kriege 1870/71 gab es im deutschen Heer 279 Todesfälle an Pocken, im französischen, das fast gar nicht schutzgeimpft war, 23 400 Todesfälle. Von 1871–73 wurde Deutschland von einer großen Pockenepidemie mit 175 000 Erkrankungen und über 100 000 Todesfällen heimgesucht. Daraufhin führte das Impfgesetz von 1874 die Zwangsimpfung ein. Den Erfolg zeigt Abbildung 4.

Die Schutzimpfung hat die Schrecken der echten Pocken vergessen lassen. Wer sie kennt, ist von der Notwendigkeit des Impfgesetzes überzeugt.

In Schweden ist 1751–1770 jeder 7.–8. Tote an den Pocken gestorben, (Westergaard nach Prinzing S. 653). Um damit die Tuberkulose zu vergleichen, muß man eine spätere Zeit wählen, zu der das Wesen dieser Krankheit erkannt war. 1908 ist in Preußen noch jeder 11., 1961 in der DDR jeder 78. Tote an Tuberkulose gestorben.

Früher war auf den Neugeborenenabteilungen der Entbindungsanstalten die eitrige Bindehautentzündung heimisch. Wie wir heute wissen, entsteht sie dadurch, daß die Mutter, die an einer Gonorrhoe leidet, ihrem Kinde die Gonokokken mitgibt, während es durch die Geburtswege gleitet. Einige Tage nach der Geburt erkrankt dann das Kind an einer schweren Eiterung der Augenbindehäute, die oft zur Erblindung oder zum Tode führt; überdies stecken sich leicht andere Kinder und Erwachsene an. J. Fr. Osiander berichtet z. B. 1817 über seinen Besuch der Wiener Findelanstalt: „Die Augenentzündung der Neugeborenen kostet nicht nur vielen Kindern und Ammen die Augen, sondern einer großen Zahl von Findelkindern das Leben. Jährlich sollen gegen 30 Ammen und mehrere hundert Kinder daran erkranken, von welchen viele immer gänzlich erblinden und nicht wenige atropisch sterben."

In Entbindungsanstalten erkrankten nicht selten bis zu 10 oder 20 % aller Neugeborenen. Von den Insassen der Blindenanstalten waren früher oft ein Drittel oder mehr durch diese Krankheit erblindet.

Nachdem Neisser 1879 die Gonokokken entdeckt hatte, führte der Leipziger Frauenarzt Credé 1881 die Einträufelung einer entkeimenden Lösung bei allen Neugeborenen unmittelbar nach der Geburt ein. Mit einem Schlage war die gefährliche Seuche beseitigt. An der Leipziger Univ. Frauenklinik erkrankten vor Einführung des Verfahrens etwa 10 % der Neugeborenen, 1947–57 traten unter rund 36 000 Neugeborenen 3 Erkrankungen auf.

Eine zweite Infektionskrankheit der Neugeborenen bildet der Wundstarrkrampf (Tetanus): Bei erhaltenem Bewußtsein treten äußerst schmerzhafte Muskelkrämpfe auf. Neugeborene, die hieran erkranken, sterben meistens. Solange man die Ursache der Krankheit nicht kannte, kam es immer wieder zu Einzelerkrankungen, in den Entbindungsanstalten aber auch zu schweren Endemien. Verheerend war die Krankheit besonders in den Tropen. In Jamaika sind z. B. um 1860 25 % aller Neugeborenen daran gestorben.

Nach der Entdeckung des Tetanusbazillus (1884) wiesen O. BEUMER und ERICH PEIPER 1889 im Nabel von Neugeborenen, die an Tetanus gestorben waren, Tetanusbazillen nach und führten daraufhin die aseptische Nabelpflege ein. Hierdurch verschwand der Tetanus überall, wo sauber gearbeitet wird. In der Leipziger Frauenklinik ist von 1936–58 bei etwa 60 000 Entbindungen kein Neugeborenes an Tetanus erkrankt.

Wesentliche Fortschritte brachten der Aufstieg der Kinderheilkunde zum Sonderfach der Medizin (1918), die staatliche Anerkennung der Säuglingsschwesternschulen (1917), die Mütterberatungen (in Deutschland seit 1905), die Sorge für die Unehelichen durch die Jugendämter, die Tuberkulose-Fürsorge, die Schutzimpfungen, die Milchhygiene überhaupt und die Milchküchen in den Kinderkrankenhäusern sowie viele andre Maßnahmen und Einrichtungen.

LITERATUR

Amyntor, Gerhard, v.: Hypochondrische Plaudereien. Elberfeld 1876. S. 160.

Ballexserd, J.: Dissertation sur l'éducation physique des enfants. Paris 1762. S. 86.

Beumer, O.: Berl. klin. Wschr. *1887* Nr. 30; Z. Hyg. *3*, 242 (1888).

Bliscoe, R.: bei Robert Alt, Kinderausbeutung und Fabrikschulen. Berlin 1958.

Brenner-Schaeffer, W.: Zur oberpfälzischen Volksmedizin. Amberg 1861.

Custer, G.: Die hohe Säuglingssterblichkeit im Kanton St. Gallen. St. Gallen 1882, S. 43.

Deparcieux, Antoine: Essai sur les probabilités de la durée de la vie humaine. Paris 1746. S. 69.

Dickens, Charles: Rede zum Nutzen des Hospitals für kranke Kinder, Great Ormondstreet (1867) J. Pediatrics *49*, 607 (1956).

Drigalski, W. v.: Im Wirkungsfelde Robert Kochs. Hamburg 1948, S. 207.

Dupoux, A.: Sur les pas de Monsieur Vincent. Paris 1958; Bull. d'inform. et de document. de l'assistance publique. Sept.-Okt. 1951.

Epstein, A.: Handbuch der praktischen Medizin von Epstein und Schwalbe, Stuttgart 1898. *2*, 850.

Frank, J. P.: System einer medizinischen Polizey. Bd. 3, Mannheim 1783, S. 972

Frémy, M. A.: in Les Français peints par eux mêmes. Province. Paris 1841. *1*, 261.

Friedinger, C.: Denkschrift über die Wiener Gebär- und Findelanstalt. Wien 1887.

Gins, H. A.: Krankheit wider den Tod. Schicksal der Pockenschutzimpfung. Stuttgart 1963.

Hecker: Die Kunst, unsre Kinder zu gesunden Staatsbürgern zu erziehen. Erfurt 1805. S. 78.

Heinicke, S.: Gesammelte Schriften. Herausgegeben von G. und F. Schumann, Leipzig 1912.

Hensell, M.: Vier Schulpredigten. Züllichau 1739.

Heubner, O.: In L. R. Grothe, Selbstdarstellungen. Bd. 4. Leipzig 1924; Lebenschronik, herausgegeben von W. Heubner. Berlin 1927.

Hügel, Fr. S.: Die Findelhäuser und das Findelhauswesen Europas. Wien 1863. S. 454.

Löffler, E. R.: Die Pflege der Kinder im 1. Lebensjahr und das Ziehhaus. Leipzig 1838. S. 242.

Mauthner, L. W.: Kinderdiätetik. 2. Aufl. Wien 1853.

Montaigne, M. de: Ges. Schriften. Übersetzt. München und Leipzig 1908, *1*, 208.

Osiander, J. Fr.: Nachrichten von Wien über Gegenstände der Medizin, Chirurgie und Geburtshilfe. Tübingen 1817.

Pease, M. Ch.: J. Pediatries *46*, 348 (1955).

PEIPER, A.: Chronik der Kinderheilkunde. 3. Aufl. Leipzig 1958, vergriffen, 4. Aufl. im Druck. (Lit.)
PEIPER, E.: Zbl. klin. Med. *1887*, Nr. 42; Arch. klin. Med. *47*, 183 (1891).
PRINZING, FR.: Handbuch der medizinischen Statistik. 2. Aufl. Jena 1931.
REISSIG, C.: Mediz. Klinik *1908*, 887 u. 926.
SALZMANN, CHR. G.: Carl von Carlsberg oder über das menschliche Elend. Leipzig 1783.
SCHERR, J.: Deutsche Kultur- und Sittengeschichte. 9. Aufl. Leipzig 1882, S. 580.
SCHOLZ, FRIEDRICH: Werden und Wachsen. 2. Aufl. Leipzig o. J. (um 1900).
SILBERSCHLAG, C.: Dtsch. Viertelj.schr. öfftl. Ges.pflege *13*, 199 (1881).
SOMBART, W.: Arbeiter. In: A. Vierkandts Handwörterbuch der Soziologie. Stuttgart 1931.
TRENDELENBURG, FR.: Aus heiteren Jugendtagen. Berlin 1924. S. 25.
VARRENTRAPP, G.: Über Entwässerung der Städte. Berlin 1868.
VILLERMÉ, M.: Tableau de l'état physique et moral des ouvriers. Bd. 2. S. 83, 84, 87, 112. Paris 1840.
WATERS, CH. W.: An economic history of England. London 1925.

Abb. 1–3 verdanke ich Hermann Gramm, Leipzig.

Fortsetzung von der 2. Umschlagseite

Heft 4 Prof. Dr.-Ing. ENNO HEIDEBROEK, Die Beziehungen zwischen Härte, Schmierung und Verschleißfestigkeit Nachdruck – 40 Seiten – 10 Abbildungen – 8° – 1954 – DM 3,40

Heft 5 Prof. Dr. ROBERT SCHRÖDER, Frauenheilkunde in Forschung und Praxis 22 Seiten – 8° – 1952 – DM 1,35

Heft 6 Dr. ROLF REISSIG, Die pandiagonalen Quadrate vierter Ordnung 54 S. – 8° – 1952 – DM 5,–

Heft 7 Prof. Dr. MAX ROBITZSCH, Die Erforschung der Atmosphäre, ihre Methodik und ihre Probleme 30 Seiten – 12 Abbildungen – 4 Kunstdrucktafeln – 8° – 1953 – DM 2,50

Band 101

Heft 1 Prof. Dr. KURT SCHWABE, Periodische Erscheinungen bei der anodischen Auflösung des Zinks 33 Seiten – 14 Abbildungen – 8° – 1954 – DM 3,–

Heft 2 Dr. UDO PIRL, Positive Lösungen einer nichtlinearen Integralgleichung 44 Seiten – 2 Abbildungen – 8° – 1953 – DM 4,–

Heft 3 Dr. JOACHIM FOCKE, Asymptotische Entwicklungen mittels der Methode der stationären Phase 2. unveränderte Auflage – 48 Seiten – 8° – 1957 – DM 4,80 *(vergriffen)*

Heft 4 Prof. Dr. HANS SALIÉ, Zur Verteilung natürlicher Zahlen auf elementfremde Klassen 26 Seiten – 8° – 1954 – DM 2,50

Heft 5 Prof. Dr.-Ing. ENNO HEIDEBROEK, Die Verantwortlichkeit des Ingenieurs 22 Seiten – 8° – 1954 – DM 1,–

Heft 6 Prof. Dr. HANS SCHUBERT / Dr. ERICH SCHINCKE, Zur Ermittlung von Unterschallströmungen mit der Transformationsmethode bei quadratischer Approximation der Adiabate 32 Seiten – 6 Abbildungen – 2 Tabellen – 8° – 1955 – DM 2,30

Heft 7 Dr. HELMUT SCHAEFER, Neue Existenzsätze in der Theorie nichtlinearer Integralgleichungen 40 Seiten – 8° – 1955 – DM 2,40

Band 102

Heft 1 Dr. PAUL GÜNTHER, Über einige spezielle Probleme aus der Theorie der linearen partiellen Differentialgleichungen zweiter Ordnung 50 Seiten – 8° – 1957 – DM 4,60 *(vergriffen)*

Heft 2 Prof. Dr. HANS SCHUBERT / Dr. ERICH SCHINCKE, Zum Konturproblem der Hodographenmethode im Unterschall 25 Seiten – 8° – 1957 – DM 2,20

Heft 3 Prof. Dr. FRANZ RUNGE, Über die Polymerisation ungesättigter organischer Verbindungen 13 Seiten – 1 Tabelle – 8° – 1957 – DM 1,–

Heft 4 Dr. VICTOR VÂLCOVICI, Une extension des liaisons non holonomes et des principes variationnels 39 Seiten – 8° – 1958 – DM 2,40

Heft 5 Dr. ROLF KLÖTZLER, Beiträge zur Theorie mehrdimensionaler Variationsprobleme mit geknickten Extremalen 72 Seiten – 8° – 1958 – DM 4,30

Heft 6 Prof. Dr. PAULA HERTWIG, Strahlenschäden und Strahlenschutz im zellulären Bereich 43 Seiten – 14 Abbildungen i. Text u. a. 4 Tafeln – 6 Tabellen – 8° – 1957 – DM 2,–

Heft 7 Prof. Dr. WILHELM TREIBS, Entwicklungslinien der organischen Chemie 25 Seiten – 8° – 1957 – DM 1,40

Band 103

Heft 1 Prof. Dr. GEORG SPACKELER, Über die Möglichkeit einer Lieferung von Magnesiumsulfat als Düngemittel seitens des Kalibergbaus der Deutschen Demokratischen Republik
Prof. Dr. ANTON ARLAND, Magnesium im Landbau
38 Seiten – 1 Abbildung – 2 Landkarten – 8° – 1958 – DM 1,90

Heft 2 Prof. Dr. HEINRICH BREDT, Über den Tod. Eine naturwissenschaftliche Betrachtung 26 Seiten – 8° – 1958 – DM 1,10 *(vergriffen)*

Heft 3 Dr. HANS WUSSING, Über Einbettungen endlicher Gruppen 38 S. – 8° – 1958 – DM 2,50

Heft 4 Prof. Dr. ERNST NEEF, Über die Veränderlichkeit unserer geographischen Umwelt 19 Seiten – 8° – 1959 – DM 1,20

Heft 5 Prof. Dr. WOLFGANG LANGENBECK, Zur Biochemie der Spurenmetalle. Mit Diskussionsbeiträgen 16 Seiten – 4 Tabellen – 8° – 1959 – DM 1,–

Heft 6 Prof. Dr. HANS SCHUBERT / Dr. ERICH SCHINCKE, Die Berechnung einer zirkulationslosen Unterschallströmung um den Kreiszylinder mit der Hodographenmethode 42 Seiten – 12 Abbildungen – 4 Tabellen – 8° – 1959 – DM 4,20

Heft 7 Prof. Dr. PAULA HERTWIG, Anpassung, Vererbung und Evolution 35 Seiten – 14 Abbildungen – 8° – 1959 – DM 3,20

Band 104

Heft 1 Prof. Dr. KARL SCHMALFUSS, Über das Ausmaß der biologischen Bindung des elementaren Stickstoffs. Der Einfluß assimilierbarer Stickstoffverbindungen
19 Seiten – 2 Abbildungen – 6 Tabellen – 8° – 1960 – DM 1,35

Heft 2 Prof. Dr. ANTON LISSNER, Charakteristische Eigenschaften der Braunkohlen
20 Seiten – 10 Abbildungen – 3 Tabellen – 8° – 1960 – DM 2,–

Heft 3 Prof. Dr. FRITZ STATHER, Zur Charakteristik pflanzlicher und synthetischer Gerbstoffe und deren kombinierte Verwendung bei der Gerbung 19 Seiten – 8° – 1960 – DM 1,10

Heft 4 Prof. Dr. HEINRICH PRELL, Bemerkungen zur Geschichte der englischen Längenmaß-Systeme
74 Seiten – 3 Tabellen –8° – 1962 – DM 4,90

Heft 5 Prof. Dr. OTT-HEINRICH KELLER, Zur Berechnung des Galois'schen Körpers und der Galois'schen Gruppe einer Gleichung in erträglich vielen Schritten 23 Seiten – 8° – 1961 – DM 2,–

Heft 6 Dr. ROLF KLÖTZLER, Die Konstruktion geodätischer Felder im Großen in der Variationsrechnung mehrfacher Integrale 84 Seiten – 1 Abbildung – 8° – 1961 – DM 7,–

Heft 7 Prof. Dr. ARTHUR SIMON, Gitteraufbau und Katalyse bei der Gasentschwefelung
21 Seiten – 16 Abbildungen – 8° – 1961 – DM 2,10

Band 105

Heft 1 Prof. Dr.-Ing. FRITZ OBENAUS, An der Grenze zwischen Hochspannungstechnik und Physik
19 Seiten – 14 Abbildungen – 8° – 1961 – DM 2,40

Heft 2 Prof. Dr. GEORG MERREM, Die klinisch-biologische Wertigkeit der Hirngeschwülste
23 Seiten – 7 Abbildungen – 2 Tabellen – 8° – 1962 – DM 1,90

Heft 3 Dr. ERICH SCHINCKE, Stetige schallnahe Potentialströmungen um eine Familie symmetrischer Profile mit abgerundeter Nase und ihre Grenzlinieneigenschaften
73 Seiten – 23 Abbildungen – 8° – 1963 – DM 8,90

Heft 4 Prof. Dr. WILHELM MAIER, Aus der analytischen Zahlentheorie 15 S. – 8° – 1963 – DM 2,–

Heft 5 Prof. Dr. WOLFGANG BUCHHEIM, Zur Theorie der geoelektrischen Erkundungsmethodik und Systematik der geoelektromagnetischen Effekte 40 S. – 2 Tabellen – 8° – 1964 – DM 4,30

Heft 6 Prof. Dr. WALTER BREDNOW, Christoph Wilhelm Hufeland, Arzt und Erzieher im Lichte der Aufklärung 25 Seiten – 8° – 1964 – DM 1,65

Heft 7 Dr. HARALD HILBIG, Existenzsatz für begrenzte Potentialströmungen mit Totwasser um ein vorgegebenes Hindernis Zweite unveränderte Auflage – 52 Seiten – 8° – 1964 – DM 5,20

Band 106

Heft 1 Prof. Dr. EGBERT SCHWARZ, Über experimentelle Untersuchungen und klinische Erfahrungen beim alloplastischen Ersatz von Blutgefäßen 22 S. – 11 Abbildungen – 8° – 1963 – DM 2,45

Heft 2 Prof. Dr. MANFRED GERSCH, Hormone als Regulatoren von Lebensvorgängen
24 Seiten – 12 Abbildungen – 8° – 1963 – DM 2,50

Heft 3 Prof. Dr. med. ROLF EMMRICH, Zur Problematik der Leberzirrhose
16 Seiten – 5 Abbbildungen – 1 Tabelle – 8° – 1964 – DM 1,85

Heft 4 *Vorliegendes Heft*

Einzel- oder Fortsetzungsbestellungen durch eine Buchhandlung erbeten.
Vor 1945 erschienene Berichte antiquarisch durch den Akademie-Verlag, Berlin, zum Teil noch lieferbar

THEORIA CUM PRAXI

AKADEMIE-VERLAG • BERLIN

Kolibri 360 GmbH
Ferdinand-Jühlke-Straße 7
99095 Erfurt, Deutschland
produktsicherheit@kolibri360.de